VERS

PRESENTE'S
AU ROY,

SUR SES CONQUESTES,
fa Convalefcence, fon retour de
l'Armée, & fon Entrée dans Verfailles.

Par M. LAFFICHARD.

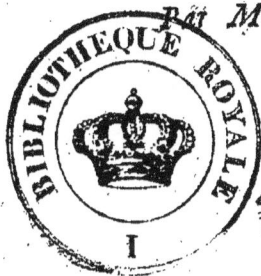

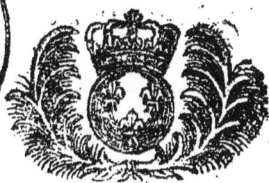

A PARIS;

De l'Imprimerie de GONICHON, rue de la
Huchette, au Sacrifice d'Abraham.

M. DCC. XLV.

AVEC APPROBATION ET PERMISSION.

LA VICTOIRE,

CANTATILLE,

Mise en Musique par M. LE MAIRE, *& chantée chez Monsieur le Président De Rieux ; à l'occasion de la Fête qu'il a donnée dans son Hôtel, en réjouissance de la Convalescence* DU ROY.

HEureux François ! de la Victoire
Chantez, celebrez les appas :
De Louis elle fait la gloire ;
Elle vole toujours au devant de ses pas.

En vain les Ennemis s'assemblent ;
Pour borner ses faits glorieux ;
Qu'ils frissonnent, gémissent, tremblent :
Il a pour Alliez la Justice & les Dieux.

Heureux François ! de la Victoire
Chantez, celebrez les appas :
De Louis elle fait la gloire ;
Elle vole toujours au-devant de ses pas

Peuples foumis aux Loix du Heros de la France.
　Admirez fa vafte puiffance,
　En fon honneur formez des jeux :
　Vous n'êtes point dans l'efclavage ;
Les lauriers de mon Roi ne vous font point d'outrage,
Il ne veut triompher que pour vous rendre heureux.

　　Que le fon bruyant des trompettes
　　Vienne s'accorder aux tambours :
　　Laiffons repofer les mufettes,
　　Pour mieux celebrer les beaux jours
　　Que nous preparent les amours.

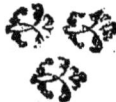

Par le bras de Louis, par l'effort de fes Armes ;
　Bien-tôt la paix va régner en tous lieux :
　　Nous allons voir fuir les allarmes,
　　Et l'on portera jufqu'aux Cieux
　　L'éclat de fes Exploits fameux.

　　Que le fon bruyant des Trompettes
　　Vienne s'accorder aux tambours :
　　Laiffons repofer les mufettes,
　　Pour mieux celebrer les beaux jours
　　Que nous préparent les amours.

LA CONVALESCENCE DU ROY,

IMPROMPTU,

Sur le champ mis en Musique par M. LE MAIRE, & chanté chez Monsieur le Président DE RIEUX.

JE me livre en ce jour à la douce esperance
  De jouir d'un destin charmant :
On m'apprend que LOUIS, le Pere de la France,
Triomphe du trépas en cet heureux moment.

Je ne dois plus douter de sa convalescence,
Le peuple par ses chants m'annonce ce bonheur ;
  On croit jouir de sa présence,
  Chaque Sujet le porte dans son cœur.

Ciel ! que ne doit-on pas à tes soins favorables,
  Lorsque tu nous rends notre Roy ?
  Les momens les moins agréables
Sont des jours fortunés quand on vit sous sa Loi.

Ciel ! que ne doit-on pas à tes soins favorables,
  Lorsque tu nous rends notre Roi ?

LE ROY

Rendu aux larmes de ses Peuples,

ODE.

Ciel, quelle funeste nouvelle !
Mes sens en perdent leur vigueur ;
La tristesse la plus cruelle
Vient de s'emparer de mon cœur.
Avec douleur la Renommée
M'annonce que la Parque armée
Menace les jours de mon Roi ;
La France est en proye aux allarmes,
Elle se baigne dans ses larmes ;
Tout tremble, tout cede à l'effroi.

Fiere & redoutable homicide,
Mort ! qui peut causer ton courroux ?
Si de sang ta rage est avide,
Viens t'en rassasier sur nous.
Raccourcis plutôt nos années,
Et respecte les destinées

Du plus aimé de tous les Rois :
De loin considere une vie
Qui des François est si cherie,
Que pour elle ils mourroient cent fois.

  Mais que dans les airs on envoye
De marques de félicité !
Tout à coup que de cris de joye !
Louis recouvre la santé.
Oui, le Ciel à nos yœux propice,
Referme l'affreux précipice,
Il est favorable à nos pleurs.
Goûtons le fort le plus aimable ;
Et toi, Monarque incomparable,
Jouis des transports de nos cœurs.

  Quelle preuve plus éclatante,
Louis, veux-tu de notre amour ?
Ton péril porte l'épouvante
Aux Champs, à la Ville, à la Cour,
Pour toi, que l'Univers admire,
Nos cœurs qui fondent ton Empire,
Ont été livrés à l'effroi :
De tes Sujets connois le zele ;
Oui, Grand Roi, leur tendresse est telle,
Qu'ils n'ont de crainte que pour toi.

Aux jours les plus beaux de ton âge
Tu réponds bien à nos souhaits ;
Tu braves le plus fort orage,
pour le salut de tes Sujets.
Animé par la Grandeur même,
Tu ne cheris ton Diadême
Que pour voir tes Peuples heureux.
Ainsi que tes Ayeux Augustes,
Qui furent si grands & si justes ;
Tu cours à la gloire comme eux.

Du Siecle où regnoit l'innocence,
Par toi l'on reverra le tems :
La paix unie à l'abondance
Offrira mille biens constans.
De Titus, de qui la memoire
A jamais vivra dans l'Histoire,
En toi l'on trouve la bonté :
Il ne te falloit point d'exemple.
L'Estre éternel qui te contemple
T'a formé pour l'humanité.

De nos ames Souverain Maitre,
Grand Dieu, favorise nos vœux.
Jamais Mortel n'a reçu l'être
Sous un Prince plus genereux.
Dans une fortune suivie,
Fais couler sa brillante vie

Au gré de nosardens souhaits ;
Qu'il brave long-tems l'onde noire ,
Pour ta plus éclatante gloire,
Et le bonheur de ses Sujets.

EPILOGUE.

A Mon Roi si mes Vers ont le secret de plaire ,
S'il goûte de mon cœur l'expression sincere,
Ah Ciel, que mon destin est beau !
LOUIS des Dieux est la plus vive image,
Et s'il accepte mon Ouvrage ,
Mon Nom triomphera des horreurs du tombeau.

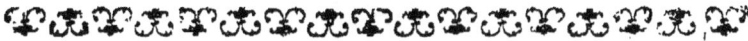

LE RETOUR DU ROY,

CANTATILLE.

Mise en Musique par M. CORRETTE ,
& chantée au Concert de la Reine, par
Mademoiselle LALANDE.

Dédiée à Monseigneur le Duc DE GESVRES.

EPITRE.

POur *LOUIS , signalant mon zele ,*
Sous les auspices d'Apollon,
D'une Cantatille nouvelle
Mon cœur ose vous faire un don.

Si la Musique en paroît belle,
Et peut plaire à Votre Grandeur,
J'en reconnoîtrai la faveur
Par une mémoire éternelle.
Quelle felicité pour moi
Lorsque vous l'aurez aplaudie,
Si, par une grace infinie,
Vous voulez bien l'offrir au Roi.

LE RETOUR DU ROY,
CANTATILLE.

QUels sons charmans se font entendre ?
L'air retentit de cris flateurs :
Louis dans ces lieux vient se rendre,
Le plaisir regne dans les cœurs.

Ce Roi que tout le monde adore,
Entre triomphant dans Paris.
Est-il une plus belle aurore *
Que celle du Soleil des Lys ?

Quels sons charmans se font entendre ?
L'air retentit de cris flateurs :
Louis dans ces lieux vient se rendre ;
Le plaisir regne dans les cœurs.

* Allusion aux Illuminations qui précederent l'arrivée
du Roi.

Qu'à nos yeux il offre de charmes !
Sous le casque de Mars il nous fait voir l'amour ;
Si son absence a causé nos allarmes ,
Nos cœurs en sont vangez par son heureux retour.

Chantez Louis , chantez sa gloire ,
Que son Nom remplisse les airs :
Devant lui vole la victoire ,
Elle reveille nos concerts.

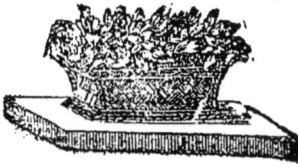

Gloire aimable , gloire charmante ;
De mon Roi comblez les desirs :
C'est votre aspect seul qui l'enchante,
Il vous doit ses plus doux plaisirs.

Chantez Louis , chantez sa gloire ;
Que son Nom remplisse les airs :
Devant lui vole la victoire,
Elle réveille nos concerts.

LA NYMPHE

DE

PASSY.

DIVERTISSEMENT.

ACTEURS.

La Nymphe de Paſſy.

Suite de la Nymphe.

La Renommée.

La Seine.

Suite de la Seine.

Lycas, Berger.

Themire, Bergere.

La Scene eſt à Paſſy, dans les Jardins de Monſieur le Préſident de Rieux.

LA NYMPHE

DE PASSY.

DIVERTISSEMENT.

À l'occasion du retour de SA MAJESTE'
de la Campagne de 1744.

SCENE PREMIERE.

LYCAS, *seul.*

QUi peut arrêter ma Bergere ?
Le Soleil en tous lieux à répandu le jour,
Nous devions tous les deux , affurés de nous plaire ,
 Du Roi celebrer le retour.
Il eft tems , je le vois , de percer le myftere ,
 Themire trahit mon amour.

 Lieu paifible , où j'ai vû la belle
 Répondre à mes tendres ardeurs ,
 Voyez-moi répandre des pleurs
 Que l'amour m'arrache pour elle !

 Mais quoi ! l'écho me rend des fons ,
 Qui viennent calmer mon martyre !
 Ah ! j'entends la voix de Themire ,
 Mon cœur renaît par fes chanfons.

SCENE II.

THEMIRE , LYCAS.

THEMIRE.

Plus de tristesse ,
Cher Lycas ,
L'allegresse
Vole sur mes pas.
De la Nymphe charmante
Qui regne dans ces lieux,
La bonté constante
Nous place au rang des Dieux.
Elle vient nous apprendre
Que l'Auguste Louis ,
Ce nouvel Alexandre ,
Va briller à Paris.

LYCAS.

Cette nouvelle à pour moi mille charmes
Et vôtre bouche me l'apprend.
Je reverrai Louis , que mon cœur est content !
C'en est fait, je n'ai plus d'allarmes.

Ensemble.

Pour mieux chanter du Roi le fortuné retour,
Unissons-nous par les plus tendres chaînes :
Pour nous qu'il ne soit plus de peines ;
Ne faisons regner que l'amour.

THMIRE.

THEMIRE.

La Nymphe en ces beaux lieux s'avance,
Avec son cortege pompeux :
Elle nous donne sa presence
Pour mettre le comble à nos vœux.

SCENE III.

LA NYMPHE , Suite , LYCAS , THEMIRE.

LA NYMPHE.

LOUIS triomphant de la Parque,
Triomphant de ses ennemis,
Dépose le plus grand Monarque
Au sein de ses enfans & d'un peuple soumis.
Accompagné de la Victoire,
Il se couvre en ce jour d'une nouvelle gloire ;
Il fait naître mille plaisirs,
En comblant de Paris les plus ardens desirs.

CHOEUR.

Accompagné de la Victoire,
Louis vient se couvrir d'une nouvelle gloire :
Il fait naitre mille plaisirs,
En comblant de Paris les plus ardens desirs.

UNE NYMPHE.

Ruisseaux , coulez avec un doux murmure,
Empruntez la plus tendre voix :
Oiseaux , chantez tous dans ce bois :
Fleurs , embellissez la nature ,

B

Et que tout foit foumis aux Loix
De la tendreffe la plus pure ,
Pour celebrer le plus aimé des Rois.

LA NYMPHE.

Quels fons bruyans fe font entendre ?
La Renommmée en ces lieux vient fe rendre ?
Que tout fe taife fur ces bords ;
Ecoutons fes charmans tranfports.

SCENE IV.

LA RENOMMEE', Acteurs précedens.
LA RENOMME'E.

PEuples fortunés de la France ;
Qui de Louis cheriffez la préfence ,
Je vole par tout l'Univers
Pour y répandre l'allegreffe :
Le fameux Heros que je fers
Soumet les cœurs aux loix de la tendreffe ,
Autant par fa bonté , qui pour nous l'intereffe ,
Que par l'éclat de fes travaux divers.

Pour ceux que Neptune fépare
De l'Empire où regne Louis ,
Apprenez que je me prepare
A quitter ces bords fi cheris.
Qui n'a point vû le digne Maitre ,
A qui vous devez vos loifirs ,

Que dans fon cœur il fente naitre,
A ma voix, les plus doux plaifirs.

CHOEUR,

Courez jufques au bout du monde
Annoncer fes faits glorieux ;
Faites voler fon Nom fur la terre & fur l'onde,
Publier fes Exploits, c'eft celebrer les Dieux.

SCENE V.

LA NYMPHE, Suite, LYCAS, THEMIRE.

LA NYMPHE.

SUr ces gazons délicieux,
Aux doux fons des tendres mufettes,
Faifons retentir ces retraites
Des concerts les plus gracieux.

Mais j'apperçois la Nymphe de la Seine.
Que me vient annoncer cette charmante Sœur ?
Je devine, à fon air flateur,
Quel eft le fujet qui l'amenne.

SCENE VI. ET DERNIERE.

LA SEINE, *Acteurs précedens.*

LA SEINE.

HAtez-vous, quittez ce fejour,
Venez voir notre Roi dans l'éclat de fa gloire.

Il reſſembloit au tendre amour,
Mais il eſt embelli des mains de la Victoire.
Ses Peuples empreſſez viennent de toutes parts
Pour ſe trouver à ſon paſſage ;
De leur Monarque ils ne veulent pour gage,
Pour être ſatisfaits, qu'un ſeul de ſes regards.

CHOEUR.

Hâtons-nous, quittons ce ſéjour ;
Allons voir notre Roi dans l'éclat de ſa gloire :
Il reſſembloit au tendre Amour,
Mais il eſt embelli des mains de la Victoire.

LA SEINE.

Ne tardez plus, vôlez jouir de ſa préſence,
Que vos yeux en ſoient éblouis ;
Il eſt le Pere & le Roi de la France :
Plaignez tous les Mortels qui ne ſont pas ſoumis
A ſa genereuſe puiſſance.

CHOEUR,

Ne tardons plus, volons jouir de ſa préſence,
Que nos yeux en ſoient éblouis.

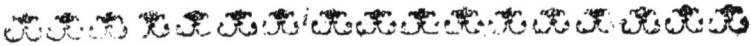

L'ENTRE'E DU ROY
Dans Versailles.
CANTATILLE,

Mise en Musique par M. QUIGNARD.

EMpresse-toi, Ville charmante,
A recevoir ton Roi Vainqueur ;
Couvert d'une gloire éclatante,
Il vient reposer dans ton cœur.

A ses travaux tu rends hommage :
Quelle nuit brille à son retour !
Pour répondre à son grand courage,
Peux-tu marquer assez d'amour ?

Empresse toi , Ville charmante ,
A recevoir ton Roi Vainqueur :
Couvert d'une gloire éclatante ,
Il vient reposer dans ton cœur,

Cet agréable bruit m'annonce sa présence ,
Vole vers ce Heros, en tous lieux redouté,
Quand des Belges soumis à son obéissance
Tu ne ferois briller que la gaité ,
Ah ! tu rendrois à sa puissance
Un tribut dont son cœur seroit encore flaté ;

Mais de montrer fon zele, avec magnificence,
  Le François feul eft enchanté.

  D'un Roi que la juftice guide
  Contemple la noble Grandeur;
  Avec la vaillance d'Alcide,
  D'Apollon il a la fplendeur.

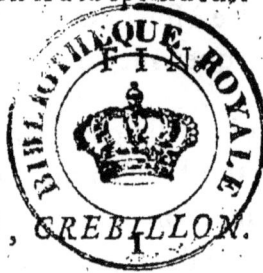

  Verfailles, admire la gloire
  Qui vole au-devant de fon char :
  Environné de la Victoire,
  Louis eft un nouveau Cefar.

  D'un Roi, que la Juftice guide,
  Contemple la noble Grandeur ;
  Avec la vaillance d'Alcide,
  D'Apollon il a la fplendeur.

Lû & aprouvé, CREBILLON.

Vû l'Aprobation, Permis d'imprimer, ce 16 Décembre 1744. MARVILLE.